AF305493

NOTE

SUR

UN CAS D'ATROPHIE

DES CORDONS POSTÉRIEURS

DE LA MOELLE ÉPINIÈRE

ET DES

RACINES SPINALES POSTÉRIEURES

(ATAXIE LOCOMOTRICE PROGRESSIVE)

PAR LES DOCTEURS

J.-M. CHARCOT | **A. VULPIAN**
Médecin de l'hospice de la Salpêtrière, | Médecin de l'hospice de la Salpêtrière,
Professeur agrégé à la Faculté de médecine | Professeur agrégé à la Faculté de Médecine

PARIS

VICTOR MASSON ET FILS

PLACE DE L'ÉCOLE-DE-MÉDECINE

1862

Extrait de la Gazette hebdomadaire de Médecine et de Chirurgie

Paris. — Imprimerie de L. MARTINET, rue Mignon, 2

ATROPHIE

DES

CORDONS POSTÉRIEURS DE LA MOELLE ÉPINIÈRE

ET DES RACINES SPINALES POSTÉRIEURES

M. le docteur Duchenne (de Boulogne) a, comme on le sait, appelé l'attention des médecins sur un trouble particulier de la motilité caractérisé par une désharmonie des mouvements volontaires coïncidant avec l'intégrité de la puissance individuelle des muscles : ce trouble, observé d'ordinaire d'une façon prédominante dans les membres inférieurs et confondu auparavant dans le groupe des paraplégies, il le nomme *ataxie locomotrice*. De plus, ayant été conduit à penser que cette perturbation du mouvement n'est que le phénomène le plus saillant d'un état morbide offrant une marche assez uniforme et un enchaînement de symptômes presque constant, tendant à se généraliser et enfin se terminant presque toujours par la mort après une durée plus ou moins longue, il vit là une maladie spéciale, très distincte des autres maladies jusqu'alors connues du système nerveux, et la désigna sous le nom *d'ataxie locomotrice progressive* (1). M. le professeur Trousseau, en prêtant aux idées de M. Duchenne l'autorité incontestée de sa parole (2), a contribué à les faire accepter d'un grand nombre de cliniciens.

Lors de la publication de son mémoire, M. Duchenne (de

---

(1) *Archives générales de médecine*, décembre 1858, janvier, février, avril 1860 ; *De l'ataxie locomotrice progressive, recherches sur une maladie caractérisée spécialement par des troubles généraux de la coordination des mouvements.*

(2) *Union médicale* (*Leçons cliniques sur l'ataxie locomotrice progressive*, 1861, 26 janvier, 2 février et 13 février).

Boulogne ne connaissait qu'une nécropsie relative à la maladie qu'il décrivait, et dans cette nécropsie, faite sur un sujet mort à l'hôpital de la Charité chez M. Nonat, toutes les parties du système nerveux avaient paru saines. Aussi M. le professeur Trousseau, qui considère l'ataxie locomotrice progressive comme une névrose, avait-il vu dans le résultat de cette nécropsie un argument en faveur de son opinion. Depuis lors, les choses ont bien changé de face : M. le docteur Bourdon, le 28 août 1861, communiqua à la Société des hôpitaux (1) un fait d'ataxie locomotrice progressive dans lequel l'autopsie avait révélé l'existence d'une altération profonde des cordons postérieurs de la moelle épinière et des racines postérieures. Cette altération, étudiée à l'aide du microscope par M. le docteur Luys, consistait essentiellement en une atrophie des tubes nerveux. Cette année, M. le docteur Duménil a publié dans l'Union médicale (2) une observation où l'autopsie, faite avec le plus grand soin, a montré également une altération des cordons postérieurs de la moelle et des racines postérieures. Tout récemment, M. le docteur Oulmont vient de lire à la Société des hôpitaux (3) la relation d'un cas du même genre, et M. le docteur Luys, qui a examiné les faisceaux postérieurs et les racines postérieures, a reconnu une altération très analogue à celle qu'il avait constatée dans le cas de M. Bourdon. Enfin, dans le dernier numéro des Archives générales de médecine (avril 1862), M. Bourdon a publié un second mémoire dans lequel il rapproche des observations récentes celles qu'il a empruntées à divers auteurs, et où l'on retrouve les traits caractéristiques de la maladie décrite par M. Duchenne (de Boulogne) : il réunit ainsi un total de treize cas suivis d'autopsie, et dans lesquels on a constaté invariablement une dégénérescence grisâtre des cordons postérieurs de la moelle, étendue presque toujours aux racines postérieures.

L'histoire de l'ataxie locomotrice progressive entre ainsi dans une phase nouvelle, et elle paraît exciter de plus en plus vivement l'intérêt. En même temps que les recherches nécroscopiques se poursuivent, on aborde de nouveau les questions relatives à la nature de l'affection et à la signification nosographique qu'il faut lui reconnaître. Dans cette voie, outre

(1) *Archives générales de médecine*, novembre 1861, *Études cliniques et histologiques sur l'ataxie locomotrice progressive.*

(2) *Union médicale*, 11 février 1862, *Note sur la dégénérescence, avec atrophie des cordons postérieurs de la moelle épinière et ses rapports avec l'ataxie locomotrice progressive.*

(3) *Union médicale*, 8 avril 1862, *Observation d'ataxie locomotrice.*

les auteurs que nous venons de citer, nous rencontrons M. le docteur Teissier (de Lyon) (1), M. le docteur Jaccoud (2), M. le docteur Dujardin-Beaumetz (3) et quelques autres. Comme tous les problèmes que soulève, sous ces divers rapports, l'étude de l'ataxie locomotrice sont loin encore d'avoir reçu leur solution définitive, comme le nombre des cas dans lesquels l'examen nécroscopique et surtout microscopique de la moelle a été pratiqué est encore très restreint, nous croyons devoir faire connaître un cas que nous venons d'observer à l'hospice de la Vieillesse (femmes), et dans lequel les faisceaux postérieurs de la moelle épinière et les racines postérieures des nerfs rachidiens ont offert des lésions semblables à celles qu'ont signalées MM. Bourdon et Luys.

OBS. — La nommée P.., âgée de quarante-deux ans, célibataire, est entrée à l'hospice de la Salpêtrière le 27 avril 1861 ; elle a été admise à l'infirmerie, salle Saint-Jacques, n° 4, le 6 juillet 1861.

Cette femme, d'une constitution faible, et présentant les attributs du tempérament lymphatique, paraît n'avoir jamais eu une forte santé. Elle ne peut donner que des renseignements assez vagues concernant sa famille ; elle sait seulement que sa mère a été atteinte à trois reprises d'attaques d'hémiplégie, et qu'elle a succombé à la suite de la dernière de ces attaques.

P... a été réglée à l'âge de treize ans et demi, et elle a éprouvé à cette époque de fréquents maux de tête qui ont persisté jusqu'à l'âge de vingt-deux ou vingt-trois ans ; la menstruation n'a d'ailleurs jamais été bien régulière. Elle avoue avoir, à l'âge de vingt-deux ans, contracté un chancre qui n'aurait pas duré plus d'une quinzaine de jours. Peu de temps après elle aurait éprouvé un mal de gorge qui aurait duré six semaines ; et cinq ans après elle aurait remarqué sur ses épaules des taches qu'elle désigne sous le nom de dartres.

En 1849, après avoir habité pendant six semaines une chambre très humide, où elle souffrait constamment du froid aux pieds, P... éprouva dans plusieurs parties du corps des douleurs vives, revenant irrégulièrement, et qui, siégeant plus particulièrement dans le dos, s'irradiaient dans le sein gauche. Jamais elle n'a éprouvé de douleurs articulaires. Ces douleurs auraient été désignées par le médecin alors consulté sous le nom de rhumatisme nerveux.

Vers la même époque, vifs chagrins, puis fatigues excessives et prolongées à l'occasion de la maladie d'une personne auprès de laquelle P... était placée comme garde-malade. Elle éprouva alors un affaiblissement de la vue qui persista pendant trois mois, mais qui disparut sans laisser de traces.

En 1851, P... contracte une pleurésie du côté droit. Pendant le cours

(1) De l'ataxie musculaire, Paris, in-8.
(2) Gazette hebdomadaire de médecine et de chirurgie, 1862, n° 8
(3) De l'ataxie locomotrice, thèses de Paris, février 1862.

de cette affection, les troubles de la vision reparaissent plus intenses que la première fois. Elle voyait, dans les premiers temps, les objets colorés en vert, en jaune ; l'œil gauche fut atteint le premier ; elle y éprouva pendant longtemps une sensation de corps étrangers fort pénible. La vue y baissa graduellement : cet œil était complétement perdu en 1852. Dans l'œil droit la vue a commencé à s'affaiblir quelques mois après le début de l'amaurose de l'œil gauche ; en 1853, elle y était complétement abolie. En somme, depuis 1855 P... est complétement aveugle.

En 1857, elle fut admise dans l'établissement des incurables de Villers-Cotterets. Pendant les trois premières années de son séjour dans cet établissement, elle se porta relativement assez bien ; seulement elle éprouvait fréquemment des douleurs intercostales, des accès de cardialgie, et même parfois des lipothymies.

C'est au commencement de 1860 seulement que la faiblesse des membres inférieurs s'est déclarée pour la première fois. La malade dépeint les sensations qu'elle éprouva alors en disant que ses jambes lui paraissaient légères, qu'il lui semblait avoir les jambes d'un enfant. En même temps elle éprouvait dans les jambes et dans les pieds surtout un sentiment de froid très pénible et des engourdissements. Au bout de peu de temps, la marche devint très difficile, à peu près impossible même, sans l'aide d'une autre personne. P... ne pouvait pas marcher lentement, il lui fallait toujours presser le pas ; souvent les jambes, et principalement la gauche, qui lui a toujours paru être la plus faible, se projetaient involontairement, soit en dehors, soit en dedans, et venaient s'embarrasser dans celles des personnes qui lui servaient de soutien. Au bout de deux ou trois mois de cet état, les pieds et les articulations des cous-de-pieds devinrent, paraît-il, tout à coup rouges et tuméfiées ; en même temps il se manifesta une fièvre assez intense ; il survint aussi une douleur en ceinture occupant la base de la poitrine, et des fourmillements dans les membres inférieurs plus prononcés à gauche qu'à droite. A la suite de cet état aigu, qui persista pendant cinq ou six jours, la paralysie devint complète, et resta telle pendant deux mois environ ; puis, à la suite d'applications successives de vésicatoires et de cautères le long de la colonne vertébrale, il y eut une amélioration assez prononcée pour que la malade pût, sinon marcher, du moins faire quelques pas, et se traîner, par exemple, de lit en lit dans les salles de l'hospice.

En juillet 1860, elle est conduite à l'Hôtel-Dieu de Paris dans l'état qui vient d'être décrit. Au bout de deux mois de séjour dans cet hôpital, la paralysie était redevenue de nouveau complète, c'est-à-dire que la station et la marche étaient tout à fait impossibles. Dix mois après, considérée comme incurable, P... était dirigée sur l'hospice de la Salpêtrière, où elle fut admise en avril 1861.

Depuis son admission à l'hospice de la Salpêtrière, sa santé s'est profondément altérée ; il y a eu un amaigrissement rapide ; une toux habituelle s'est déclarée ; jamais il n'y a eu d'hémoptysies.

État de la malade en janvier 1862. — Amaigrissement très prononcé, et portant principalement sur les membres inférieurs, les jambes surtout, qui sont comme atrophiées, en même temps que les muscles y présentent une flaccidité remarquable. Pâleur des téguments. La physionomie porte l'expression de la souffrance.

Strabisme divergent portant principalement sur l'œil gauche, et qui paraît tenir à une faiblesse du muscle droit interne correspondant. La cécité est complète, absolue. L'examen ophthalmoscopique fait avec l'aide de M. le docteur Herschell a donné les résultats suivants : atrophie très prononcée des papilles optiques, et marquée surtout 1° par une diminution de volume des gros vaisseaux, et en particulier des artères ; 2° par une disparition à peu près complète des vaisseaux capillaires ; 3° par la coloration d'un blanc nacré de la papille. La rétine n'a paru présenter aucune altération appréciable. On constate en même temps une perte complète de la vision quantitative dans les deux yeux.

L'examen de la poitrine a donné les résultats suivants : craquements humides, volumineux, et matité très prononcée sous la clavicule droite ; il y a une toux très fatigante, principalement la nuit ; des douleurs entre les deux épaules, et qui se répandent dans le bras droit ; la bouche est habituellement pâteuse ; il y a peu d'appétit, et souvent des rapports nidoreux ; constipation habituelle.

La paraplégie paraît complète en ce sens que la malade ne peut faire exécuter à ses membres inférieurs aucun mouvement d'ensemble lui permettant, par exemple, de se déplacer dans son lit ; mais, examinés séparément, ces membres, bien que fort grêles, paraissent cependant avoir conservé une bonne partie de leur force musculaire. Ainsi P... peut fléchir fortement les cuisses sur le bassin, et les jambes sur les cuisses, et lorsqu'elle a pris cette attitude, il devient à peu près impossible, pour peu qu'elle s'y oppose, de ramener de force le membre inférieur à l'extension. Si l'on enjoint ensuite à la malade d'étendre brusquement le membre inférieur préalablement fléchi, et de le diriger, soit à droite, soit à gauche, soit en avant, comme pour donner un coup de pied dans la direction indiquée, elle exécute ces mouvements avec énergie ; mais elle le fait d'une manière saccadée, en plusieurs temps, pour ainsi dire, sans précision et sans mesure. En somme, on ne peut lui faire produire que des mouvements extrêmes ; elle ne sait point prendre les attitudes moyennes, et dépasse toujours de beaucoup le but qu'elle se propose d'atteindre. Un sentiment de fatigue excessive et très rapidement survenue est le résultat constant de toutes ces tentatives.

Portée hors de son lit et placée sur une chaise, P... peut conserver, mais non sans fatigue, la position assise. On essaye ensuite de la placer dans la situation verticale en la faisant soutenir par deux aides. Mais on observe alors que ses membres inférieurs sont tout à fait incapables de la soutenir. Ceux-ci sont, en effet, mous et pendants ; et si la malade essaye de les mouvoir pour marcher, ils sont pris de mouvements mal dirigés ; l'un d'eux se fléchit, tandis que l'autre s'étend ; celui-ci se porte fortement en avant, tandis que l'autre se dirige invinciblement en dehors. En un mot, toute coordination, même imparfaite, est impossible.

Dans l'état habituel, la malade étant au lit, ses membres inférieurs sont habituellement étendus, sans roideur, sans contracture ; si on les soulève, ils retombent inertes, comme s'ils étaient complétement paralysés. De temps à autre, ils sont pris de mouvements involontaires, se fléchissent successivement et s'étendent brusquement, ou bien il y survient des soubresauts. Ces agitations convulsives étaient accompagnées de douleurs musculaires et de sensations de crampes. Lorsque l'on saisissait les masses musculaires des diverses régions d'un membre inférieur et qu'on exécutait une sorte de massage, on déterminait une contraction tonique, douloureuse, de ces muscles, qui durait plusieurs secondes.

Les membres supérieurs paraissent avoir conservé toute la liberté et toute la précision de leurs mouvements.

La sensibilité dans les membres inférieurs, seules parties où elle ait été explorée avec soin, présente des modifications remarquables. Aux jambes et aux pieds, la malade perçoit bien les excitations, les contacts, mais elle n'a pas la conscience des objets à l'aide desquels ces excitations sont produites, non plus que du degré de l'excitation. En général, pour une excitation même très modérée, un léger pincement de la peau par exemple, elle éprouve une douleur vive. Elle ne pouvait supporter sur les jambes le contact de la laine qui, à son dire, lui causait une sensation de chatouillement et de picotement très pénible. Il ne nous a pas paru qu'il y eût retard dans la transmission des impressions. La sensation du chaud et du froid est conservée et même exaltée. Ainsi, P... ne peut endurer une boule d'eau chaude placée à ses pieds, parce que cela lui cause, dit-elle, une sensation intolérable. Cependant elle éprouve habituellement aux jambes et aux pieds un sentiment de froid très pénible.

En outre de cette sensation de froid, qui ne s'accompagne pas d'un abaissement de température appréciable, P... éprouve encore dans les jambes et dans les pieds, en dehors de toute excitation, des fourmillements, des inquiétudes, des élancements accompagnés de soubresauts, un sentiment très prononcé de fatigue à la suite des moindres mouvements. Elle dit souvent que ses jambes lui paraissent légères. Aux cuisses, les troubles de la sensibilité sont moins prononcés ; ils cessent à peu près complétement au voisinage de l'origine du membre.

La notion de position nous a paru persister assez nette. La malade pouvait rendre compte des diverses attitudes qu'on imprimait à ses membres inférieurs ; elle indiquait avec assez de précision les points sur lesquels les excitations étaient portées. Nous devons dire toutefois que sous ce rapport l'examen est resté incomplet.

Vers le commencement du mois de mars, P... se plaint pour la première fois d'éprouver de la douleur en urinant. Elle urine difficilement et goutte à goutte. Les urines rendues sont troubles et contiennent, au moment même de l'émission, un dépôt blanc, opaque, glaireux, très abondant. A l'examen microscopique, ce dépôt paraît composé surtout : 1° de masses opaques, amorphes, volumineuses, qui, traitées par l'acide acétique, se dissolvent lentement et laissent à leur place des cristaux rhomboëdriques d'acide urique ; 2° de cristaux très nombreux, très volumineux de phosphate ammoniaco-magnésien ; 3° le dépôt contient encore de nombreux globules de pus, des cellules épithéliales de la vessie et quelques globules rouges du sang. Examinées les jours suivants au moment de l'émission, ou extraites à l'aide de la sonde, les urines ont constamment présenté une réaction fortement alcaline.

A partir du 21 mars, la constipation habituelle fait place à une diarrhée incoercible. La malade va sous elle ; elle urine aussi dans son lit. Des excoriations se manifestent au siége. L'amaigrissement fait des progrès rapides ; la toux est presque incessante, surtout la nuit. L'inappétence est complète. Il y a des vomissements, des vomituritions. La prostration et la faiblesse deviennent extrêmes. Il se produit de l'œdème aux membres inférieurs. La terminaison fatale survient le 7 avril 1862 à dix heures du matin.

Examen nécroscopique fait le 8 avril 1862. — *Thorax*. — Le lobe supérieur du poumon droit est, dans toute son étendue, farci de tubercules volumineux. Il y a au sommet quelques excavations. Le poumon gauche contient aussi au sommet des tubercules, mais en quantité moindre. Le cœur et les vaisseaux qui en partent ne présentent aucune altération.

Abdomen. — Le foie est très volumineux, d'une coloration jaune clair très accentuée (foie gras). Les dernières parties de l'intestin grêle présentent de nombreuses ulcérations tuberculeuses.

La vessie paraît revenue sur elle-même, comme contractée. Ses parois sont très épaissies. Cet épaississement dépend en partie de l'hypertrophie qu'a subie la tunique musculeuse, mais elle dépend aussi des altérations que présente la muqueuse. Celle-ci est épaissie dans toute son étendue, mais elle présente en outre à sa face interne, çà et là, de nombreux mamelons ou champignons, de coloration ardoisée, violacée, qui font saillie dans la cavité de l'organe. Ces mamelons, dont plusieurs atteignent les dimensions d'une petite cerise, sont recouverts par une couche mince d'une substance de consistance plâtreuse, de couleur jaunâtre, adhérant assez faiblement aux parties sous-jacentes, et renfermant çà et là de petites concrétions aplaties, qui résonnent sous le choc d'un corps métallique, et qui ont une consistance calcaire. La couche plâtreuse, à l'examen microscopique, paraît composée d'une substance amorphe, visqueuse, renfermant de nombreux globules de pus et des cellules épithéliales granuleuses, de nombreux et volumineux cristaux de phosphate ammoniaco-magnésien, et enfin de petites masses opaques, arrondies, moriformes, dont la nature n'a pas été déterminée, non plus que celle des petites concrétions calcaires, aplaties.

L'uretère et les reins ne présentent pas d'altération notable.

Examen des centres nerveux céphalo-rachidiens. — La surface interne de la cavité crânienne et celle du canal vertébral n'offrent aucune altération.

Moelle épinière. — La dure-mère spinale est dans l'état normal ; il en est de même du feuillet pariétal de l'arachnoïde. Sur le feuillet viscéral, on trouve plusieurs petites plaques blanchâtres de 1 à 3 ou 4 millimètres de diamètre, disséminées sur les faces antérieure et postérieure de la moelle. Ces plaques, à contour irrégulièrement arrondi, sont formées, comme nous l'avons vu dans d'autres cas, par l'agglomération de petits sphéroïdes fibreux, à couches concentriques, dont quelques-uns sont passés à l'état osseux. Le feuillet viscéral de l'arachnoïde a conservé sa transparence ; il est, en certains points, assez fortement adhérent à la pie-mère spinale, au niveau de la face postérieure de la moelle, pour qu'on ne puisse le séparer qu'avec une très grande difficulté. Une fois qu'on a enlevé aussi complétement que possible ce feuillet, on voit d'une façon très nette, ce qu'on apercevait déjà auparavant par transparence, à savoir que les faisceaux postérieurs ont une teinte grise tout à fait anormale. A la partie supérieure de la moelle, cette teinte paraît limitée aux pyramides postérieures et aux cordons médians postérieurs qui font suite à ces pyramides. Un examen plus attentif permet de voir qu'au bord externe des faisceaux postérieurs proprement dits, lesquels ont l'aspect normal, il y a de chaque côté, au lieu d'implantation des racines postérieures, une étroite bande ayant la même teinte grise : c'est au milieu de ces bandes linéaires de tissu altéré que les racines postérieures pénètrent dans la moelle. Ces bandes grisâtres disparaissent au voisinage du bec du *calamus scriptorius;* elles se prolongent en bas, plus ou moins distinctes, jusqu'à l'extrémité inférieure du renflement dorso-lombaire. Jusqu'à la partie inférieure du renflement cervical, les faisceaux postérieurs proprement dits conservent leur apparence ordinaire ; mais, à partir de ce point, leur surface devient grise, et il en est ainsi dans tout le reste de la longueur de la moelle. En dedans de la bande grisâtre, au travers de laquelle passent les racines postérieures, il reste de chaque côté un étroit filet blanc constitué évidemment par une petite portion des faisceaux qui a échappé à l'altération. Vers la partie inférieure de la moelle, sur le fond gris des faisceaux postérieurs se détachent de chaque côté deux ou trois stries blanches, longitudinales, plus ou moins larges, formées aussi par du tissu sain.

Les coupes de la moelle épinière, faites à diverses hauteurs, montrent que les teintes grises dont nous venons de parler ne sont pas superficielles, mais qu'elles s'étendent à une certaine profondeur dans la moelle. Ainsi, à la région cérébrale, près du bec du *calamus*, les faisceaux médians postérieurs sont d'une coloration grisâtre dans toute leur épaisseur : quant aux bandes grisâtres que traversent les racines postérieures, elles s'étendent en profondeur jusqu'au contour des cornes postérieures de la substance grise de la moelle, peut-être même empiètent-elles un peu sur ces cornes ; elles sont plus larges à l'intérieur de la moelle qu'à la surface. A la région dorsale de la moelle épinière, on constate que les faisceaux postérieurs ont une teinte grise dans toute leur épaisseur, jusqu'à la commissure postérieure. Les stries blanchâtres que nous avons mentionnées, pénètrent aussi plus ou moins régulièrement jusqu'à cette commissure, et l'on voit qu'elles contiennent des fibres à direction postéro-antérieure, allant de la surface des cordons postérieurs vers le centre de la moelle. Même étendue en profondeur de la modification des faisceaux postérieurs à la région dorso-lombaire.

Sur les coupes que l'on a pratiquées, il est facile de reconnaître que la coloration grisâtre des faisceaux postérieurs, est un peu différente de la teinte de la substance grise de la moelle. La coloration des faisceaux altérés a quelque chose de demi-transparent qui contraste avec la teinte mate, légèrement rosée de la substance grise. Le tissu des parties deve-

nues grisâtres, paraît un peu mollasse : il n'y a pas d'affaissement appréciable de ces parties, de telle sorte que le contour des coupes de la moelle
n'est pas changé.

Enfin, l'examen à l'œil nu, mais surtout à la loupe, fait voir, à la surface des cordons postérieurs altérés, de petits points blanchâtres, d'une
teinte de craie, ou de petites lignes extrêmement déliées, de la même
couleur, et quelquefois ramifiées. Sur les coupes de la moelle, on retrouve dans ces cordons les mêmes points et les mêmes lignes ; l'une de
ces lignes que l'on aperçoit sur toutes les coupes est un peu moins grêle
que les autres, a une direction antéro-postérieure, et semble immédiate-
ment représenter une des nombreuses branches artérielles qui pénétrent
d'arrière en avant dans le sillon médian postérieur.

Les faisceaux antéro-latéraux de la moelle présentent une apparence
complétement normale ; il en est de même de la substance grise, en ex-
ceptant, et encore sous forme dubitative, la partie des cornes postérieures
la plus rapprochée de la surface de la moelle.

Racines des nerfs. — Les racines antérieures paraissent à l'état normal dans toute la hauteur de la moelle.

Les racines postérieures semblent pareillement saines dans toute la
partie cervicale de la moelle : elles ont là leur volume habituel et leur
coloration ordinaire. Les filets de la racine postérieure du dernier nerf
qui naît à la partie inférieure du renflement cervical, offrent de chaque
côté une diminution très apparente de leur volume, et leur teinte est
moins franchement blanche que celle des racines postérieures des nerfs
supérieurs. Les racines postérieures des nerfs de la région dorsale sont
très grêles, bien plus grêles que les racines antérieures correspondantes,
et elles ont une coloration très analogue à celle des faisceaux postérieurs ;
ce n'est qu'en les examinant avec la plus grande attention, et avec le secours d'une loupe, que l'on voit quelques stries blanchâtres dans certains de leurs filets ; mais rien n'est plus frappant comme contraste que
la vue simultanée des deux racines d'un même nerf, l'une relativement
volumineuse et blanche, c'est l'antérieure, l'autre grêle et grisâtre, c'est
la postérieure. Au niveau du renflement lombaire, bien que la différence
entre les racines antérieures et les racines postérieures soit encore très
manifeste, cependant elle est moins saillante ; au milieu de la teinte grise
des racines postérieures, on découvre un nombre plus considérable de
stries blanchâtres, constituées sans aucun doute par des faisceaux de
tubes nerveux à l'état sain.

Examen microscopique de la moelle épinière et des racines des nerfs.
— Les faisceaux antéro-latéraux de la moelle sont dans l'état le plus
sain. Nous n'avons de même constaté aucune altération de la substance
grise ; il y avait seulement quelques corps amyloïdes dans les préparations des cornes postérieures, mais il se peut faire que ces corps aient
été transportés là par l'instrument qui a servi à faire les coupes de
la moelle et qui passait à travers les faisceaux postérieurs altérés et rem-
plis, comme nous allons le dire, de corps amyloïdes. Toutes les cellules
nerveuses que nous avons vues étaient normales ; il ne nous a pas été

possible de reconnaître si ces cellules avaient leurs connexions norma
les, ni même de suivre leurs prolongements à une certaine distance.

Les faisceaux médians postérieurs et les faisceaux postérieurs, dans
toutes les parties où l'on a constaté qu'ils présentaient une coloration
grisâtre. ont subi une profonde altération. Les tubes nerveux ont presque
tous disparu dans les points où la teinte grise est uniforme ; cependant
on en voit encore quelques-uns très sains, très ténus en général, disséminés au milieu du tissu fibrillaire, qui forme la presque totalité des parties altérées. Ce tissu a l'apparence du tissu conjonctif ; il est probable
qu'il est formé en grande partie par les gaînes des tubes nerveux dont
la substance médullaire s'est détruite. Mais comme le volume des cordons postérieurs n'est pas sensiblement diminué, ainsi que nous l'avons
dit, il doit y avoir eu hyperplasie du tissu conjonctif et de la névroglie
de l'état normal. Les traînées blanchâtres qui forment deux bandes
étroites au voisinage des racines postérieures, sont composées, comme
on l'avait soupçonné, de faisceaux de tubes nerveux intacts. Nous avons
dit qu'il y avait aussi des points et des stries d'une couleur blanche,
crayeuse, et que quelques-unes de ces stries étaient ramifiées. On reçon-
naît, à l'aide du microscope, que ce sont là des vaisseaux grêles, dont
les parois sont chargées d'une couche épaisse de granulations graisseuses,
de faible diamètre, et très réfringentes, et dont un grand nombre sont
cohérentes et constituent des corps granuleux. Ces vaisseaux sont d'ailleurs perméables ; ils contiennent du sang. Dans toutes les préparations,
on voit de plus un riche semis de corps granuleux, pour la plupart de
forme elliptique et d'assez grandes dimensions, et qui, peut-être, avant
que l'on eût exercé une compression sur les parcelles de tissu soumises
à l'examen, étaient pour la plupart appliqués sur les parois des vaisseaux, disposition que nous avons observée dans d'autres cas analogues
d'altérations vasculaires. Outre les corps granuleux, on voit une quantité
très considérable de corps amyloïdes de dimensions variées. La solution
aqueuse d'iode, aidée par l'addition d'acide sulfurique, brunit ces corps
amyloïdes sans les faire bleuir, ce qui tient peut-être uniquement à ce
que les proportions nécessaires d'acide sulfurique n'ont pas été mises en
usage. Au milieu des granulations graisseuses dont sont chargés les vaisseaux altérés, on reconnaît un certain nombre de corps amyloïdes.

Les racines antérieures des nerfs sont tout à fait normales. Les racines
postérieures offrent des caractères histologiques différents, suivant les
régions de la moelle épinière où on les examine. A la région cervicale,
les caractères histologiques correspondent pleinement aux données de
l'examen à l'œil nu. En effet, dans cette région, il n'y a aucune altération appréciable, il n'y a pas augmentation du tissu conjonctif ; les tubes
nerveux ont leur aspect et leur diamètre normaux. A la région dorsale,
les filets radiculaires paraissent au premier coup d'œil ne plus renfermer
un seul tube nerveux ; mais en regardant plus attentivement, on distingue en général dans chaque filet d'un à trois tubes de diamètre normal et un nombre assez grand de tubes nerveux très ténus, prenant
presque tous l'aspect variqueux. L'addition d'une goutte d'une solution
de potasse caustique, en faisant pâlir le tissu fibrillaire très abondant.
au milieu duquel ils sont disséminés, rend ces tubes bien plus nettement

visibles. Non-seulement ils sont ténus et deviennent facilement variqueux, mais leurs bords n'ont pas l'aspect sombre de ceux des tubes larges ; en un mot, ils ont une grande analogie d'aspect avec les tubes cérébraux. Leur diamètre varie, mais les plus gros de ces tubes ont de 4 à 8 millièmes de millimètre de largeur. Ils ont la plus grande ressemblance avec les tubes nerveux de nouvelle formation qui se montrent dans les parties périphériques des nerfs que l'on a divisés transversalement, lorsqu'un temps suffisant s'est écoulé depuis le moment de l'opération. Quant au tissu fibrillaire qui forme la plus grande partie de l'épaisseur des racines, il est constitué très vraisemblablement par les gaînes des tubes nerveux atrophiés. A la région dorso-lombaire, les filets radiculaires postérieurs renferment encore une grande quantité de tissu fibrillaire, pâlissant sous l'action de la solution de potasse. Mais, au milieu de ce tissu, on distingue avec la plus grande facilité un nombre assez considérable de tubes nerveux dissociés, dont les uns ont les dimensions ordinaires des tubes nerveux, de 10 à 15 millièmes de millimètre de diamètre, et dont les autres, en nombre à peu près égal, disséminés dans l'intervalle des précédents, ont des dimensions plus petites, de 4 à 8 millièmes de millimètre de diamètre. Leurs parois sont moins épaisses, leurs bords sont moins réfringents, et beaucoup de ces tubes deviennent variqueux sous l'influence de la préparation. Ils sont en tout semblables à ceux que nous avons signalés dans les racines postérieures des nerfs de la région dorsale. Dans aucune des racines postérieures on n'a trouvé des tubes à contenu granuleux.

Le bulbe rachidien ne présente aucune altération. De même, les diverses parties du cerveau, les pédoncules cérébraux, le cervelet et la protubérance sont à l'état sain.

Les nerfs qui naissent du bulbe, du pont de Varole, ou de l'intervalle des pédoncules cérébraux sont sains aussi.

Les nerfs optiques sont très altérés. Ils sont un peu moins volumineux que dans l'état normal, et ont une coloration grise, un peu jaunâtre, dont aucune strie blanche ne vient interrompre l'uniformité. Le chiasma et les bandelettes optiques offrent la même modification d'aspect. Les bandelettes, après avoir contourné les pédoncules cérébraux sur lesquels elles sont aplaties et réduites en couche mince, demi-transparente, peuvent être suivies de chaque côté jusqu'au niveau de l'intervalle qui sépare le corps genouillé externe de l'interne ; elles se terminent là, la couche qu'elles forment s'amincissant et s'élargissant encore avant de disparaître. Cette couche est tout à fait superficielle, les coupes faites sur les pédoncules et les corps genouillés montrant que la coloration grisâtre ne pénètre pas du tout à l'intérieur de l'une ou de l'autre de ces parties. Les tubercules quadrijumeaux ont leur relief normal et leur coloration ordinaire, soit extérieurement, soit intérieurement. A l'aide du microscope, on constate que les nerfs et les bandelettes optiques ne contiennent plus un seul tube nerveux sain. On ne trouve plus qu'un tissu fibrillaire, se comportant sous l'influence des réactifs comme le tissu conjonctif et parsemé de fines granulations graisseuses et de granulations très petites aussi, un peu jaunâtres, qui ont peut-être une origine hématique. Les vaisseaux rencontrés dans les préparations étaient sains.

Globes oculaires. — Toutes les parties des deux yeux sont à l'état normal. La rétine elle-même, examinée à l'œil nu et au microscope, a conservé ses caractères normaux, si ce n'est cependant qu'on n'y trouve pas de tubes nerveux. La papille du nerf optique est plus petite qu'elle ne l'est d'ordinaire, et elle a une teinte grise un peu blanchâtre ; lorsqu'on a enlevé la rétine à ce niveau, la coloration est brunâtre, et l'on retrouve dans cette extrémité des nerfs optiques les altérations qu'on a observées dans les parties voisines du chiasma et dans les bandelettes optiques, c'est-à-dire l'absence de tubes nerveux sains, et la présence, au milieu du tissu fibrillaire qui constitue le nerf, de granulations graisseuses transparentes et de fines granulations jaunâtres de nature indéterminée.

Nous ferons suivre cette observation de remarques à propos des particularités qui y sont le plus dignes d'attention.

I

Il serait hors de propos, ce nous semble, d'entrer dans de longs développements, pour établir que le cas dont nous venons de donner l'histoire est un exemple légitime de l'affection décrite par M. Duchenne (de Boulogne) sous le nom d'*ataxie locomotrice progressive*. L'ataxie, à l'époque où il nous a été donné d'observer la malade, était aussi accusée que possible ; un examen superficiel eût pu seul faire croire à l'existence d'une paralysie absolue des membres inférieurs ; une étude quelque peu attentive de l'état de la motilité dévoilait bientôt des symptômes peu équivoques. Couchée ou assise, la malade imprimait, en effet, assez facilement à ses membres inférieurs tous les mouvements qu'on lui indiquait, et il était à peu près impossible de s'opposer à la flexion de ces membres étendus, ou, une fois fléchis, de résister à leur extension. Cette femme, cependant, ne pouvait, même un seul instant, se maintenir dans la station verticale : soutenue par des aides, si elle essayait de marcher, on voyait les membres inférieurs exécuter des mouvements de locomotion tout à fait désordonnés.

Ici donc, sous le masque de la paraplégie, existait une ataxie locomotrice des mieux accusées. L'évolution des symptômes s'était également opérée suivant un des modes les plus caractéristiques. Dans une première période, qui s'étend de 1849 à 1860, on voit, à la suite de douleurs vives siégeant dans la région dorsale, survenir divers troubles de la vision, et en particulier un affaiblissement de la vue qui dure trois mois environ. Ces mêmes troubles se reproduisent en 1851 ; et cette fois

beaucoup plus sérieux, ils aboutissent, après avoir persisté
pendant deux ans, à une cécité complète. Une seconde période
commence en 1860, et elle est inaugurée par l'apparition des
premiers indices d'ataxie locomotrice des membres inférieurs :
des engourdissements et un sentiment de froid très pénible
ouvrent la scène. En même temps il existe une sensation toute
particulière de légèreté des membres affectés, et alors la
marche commence à être difficile ; bientôt elle devient impossible sans le secours d'un bras, en raison surtout de l'incoordination des mouvements. Après un amendement d'assez
courte durée, la malade se voit enfin condamnée à une immo-
bilité à peu près complète, et définitivement réduite à garder
le lit. L'ataxie ne s'est point étendue chez elle aux membres
supérieurs, de sorte qu'on voit manquer ici la période dite de
généralisation ; mais il faut remarquer que la vie de cette mal-
heureuse a dû être considérablement abrégée par l'interven-
tion d'une phthisie pulmonaire à marche rapide.

A part quelques traits particuliers, que nous aurons occasion
de faire ressortir chemin faisant, et qui semblent parfois l'éloi-
gner un peu du type habituel, notre observation offre d'ailleurs,
sous d'autres rapports encore, la plus grande analogie avec
celles qui ont été présentées par M. Duchenne (de Boulogne),
et les auteurs qui l'ont suivi. Comme c'est la règle, dans les
cas de ce genre, la sensibilité tactile était affaiblie chez notre
malade, qui n'avait pas conscience de la nature des objets
avec lesquels on la touchait, non plus que du degré des excitations ; mais en même temps que cette obnubilation du toucher, il semblait y avoir une hyperalgésie très prononcée,
puisque des excitations légères provoquaient de vives douleurs,
et que le contact de la laine était des plus pénibles. Les impressions causées par le chaud et le froid étaient, du reste,
nettement distinguées. Quant à la sensibilité musculaire, elle
n'était pas abolie, au moins dans tous ses modes, puisque certaines contractions spasmodiques étaient accompagnées de sensations de crampes. Ainsi que nous l'avons dit, les mouvements
volontaires d'extension et de flexion des divers segments des
membres inférieurs, s'opéraient avec force, mais ils avaient
toujours quelque chose de brusque et de saccadé qu'on ne
rencontre pas dans les mouvements complétement normaux
des personnes saines. De plus, ces membres étaient de temps
en temps pris de mouvements involontaires de flexion et d'extension plus ou moins prononcés, ou de soubresauts plus ou
moins brusques. Ils présentaient en outre un certain degré
d'atrophie, fait rare dans l'ataxie locomotrice suivant M. Du-

chenne, mais qui, d'après M. Duménil aurait été plusieurs fois rencontré en pareille circonstance. L'affection a débuté, comme l'a souvent vu M. Duchenne, par des troubles de la vision ; mais ceux-ci, outre qu'ils ont précédé de très longtemps les premiers phénomènes de l'ataxie, ont présenté une gravité insolite, et ont rapidement conduit à une cécité absolue. L'examen ophthalmoscopique avait permis, pendant la vie, de constater une atrophie marquée de la papille, la rétine paraissant d'ailleurs saine.

En ce qui concerne les résultats nécroscopiques, ils ont avec ceux qui ont été rencontrés par divers auteurs, et en particulier par MM. Michel (1), Bourdon, Luys et Duménil, une presque entière conformité. Les cordons postérieurs de la moelle et les racines postérieures des nerfs spinaux étaient, en effet, chez notre sujet, comme dans les cas relatés par ces observateurs, le siége d'une atrophie avec sclérose. L'altération des racines postérieures se montrait, dans notre fait, beaucoup plus prononcée à la région dorsale qu'à la région lombaire ; ces racines étaient tout à fait saines à la région cervicale. Quant aux cordons postérieurs, l'altération les avait envahis dans toute leur largeur aux régions lombaire et dorsale ; elle devenait, pour ainsi dire, linéaire à la région cervicale, où les cordons médians postérieurs étaient seuls atteints. Notre observation, sous ce dernier rapport, offre la plus grande ressemblance avec un fait rapporté par M. Cruveilhier dans son ATLAS D'ANATOMIE PATHOLOGIQUE (32ᵉ livraison, p. 23), et invoqué à juste titre par MM. Bourdon et Beaumetz comme un exemple d'ataxie locomotrice progressive.

L'examen microscopique est venu à son tour confirmer, au moins en grande partie, les résultats obtenus déjà par MM. Virchow (2), Michel, Freidreich (3), Luys (4). Parmi les détails de cet examen, il en est quelques-uns qui méritent une mention particulière. Les faisceaux postérieurs étaient seuls altérés ; mais, même dans les points où l'altération était le plus prononcée, il restait quelques fascicules de tubes nerveux sains, évidemment respectés par le travail morbide. Ces fascicules se voyaient sous forme de bandelettes extrêmement grêles, longitudinales, à la surface des faisceaux, et sur les coupes de la moelle on voyait, en rapport évident avec ces fascicules,

(1) Voir Sizaret et Sellier, thèses de Strasbourg, 1860.
(2) *Pathologie cellulaire*, trad. de P. Picard, p. 235.
(3) *Gazette médicale*, 9 novembre 1861 ; — citation de M. Bourdon (*Archives générales de médecine*, avril 1862, p. 385 et 386).
(4) Voy. les faits de MM. Bourdon et Oulmont.

d'autres traînées blanchâtres, à direction postéro-antérieure, constituées aussi par des trousseaux de fibres saines. Or, il nous semble que ces fascicules de fibres normales ne peuvent être considérées que comme les systèmes des fibres commissurales comprises dans les faisceaux postérieurs, systèmes établissant des communications en arcades entre les divers points de la moelle (1), et demeurés ici indemnes, au moins en partie. Un autre détail digne d'attention, c'est la présence de tubes nerveux, de régénération plus ou moins récente, au milieu du tissu médullaire atrophié, et constitué, comme nous l'avons dit, par les gaines vides des tubes nerveux, par les éléments de la névroglie et du tissu connectif. Il n'y a sur ce point aucun doute à avoir, *ce sont bien des tubes nouvellement restaurés ; ils ont tous les caractères qui distinguent les tubes nerveux que l'on trouve dans les nerfs en voie de régénération.* Ces tubes grêles, devenant facilement variqueux sous l'influence de la préparation, se retrouvaient en grand nombre dans les filets des racines postérieures les plus atrophiées, c'est-à-dire des racines postérieures de la région dorsale de la moelle épinière. Une dernière particularité doit enfin être relevée ; elle est relative à l'altération des vaisseaux sanguins des cordons postérieurs. Ces vaisseaux, dont les parois étaient chargées d'une couche épaisse de granulations graisseuses entremêlées en certains points de corps amyloïdes, étaient les seuls qui fussent altérés, soit dans la moelle elle-même, soit dans le reste du système nerveux central. Cette lésion n'a pas été constatée dans les faits relatés par MM. Bourdon et Oulmont, mais nous la trouvons signalée dans une observation d'affection des cordons postérieurs de la moelle publiée par M. Luys (2), observation qui probablement devra prendre place dans l'histoire de l'ataxie locomotrice progressive.

II

Revenons actuellement sur les symptômes observés chez le sujet de notre observation, pour rechercher jusqu'à quel point ils trouvent leur explication dans les altérations révélées par l'autopsie. Nous ne ferons que mentionner l'amaurose complète, dont l'atrophie absolue des nerfs optiques rend

(1) Voy. Gratiolet, *Anatomie comparée du système nerveux*, par Fr. Leuret et P. Gratiolet, t. II, p. 21 et suiv.

(2) *Comptes rendus des séances de la Société de biologie*, 1856, p. 94 : *Ramollissement des faisceaux postérieurs de la moelle ; symptômes prédominants au côté de la sensibilité.*

tion très appréciable de la motilité dans les membres postérieurs, à tel point que l'animal perd sur-le-champ la faculté
de se tenir dressé sur ces deux membres, et que, marchant encore à l'aide de ses membres antérieurs, il traîne alors ses
pattes de derrière devenues inertes; cette sorte de paraplégie
traumatique peut d'ailleurs se montrer permanente (1).

Parmi les faits pathologiques, il en est très peu qui puissent
être invoqués comme corroborant ces résultats expérimentaux.
Le plus communément, en effet, les altérations, l'atrophie,
par exemple, portent à la fois sur les faisceaux postérieurs de
la moelle épinière et sur les racines postérieures. Toutefois,
parmi les cas d'atrophie de la moelle, signalés par M. Cruveilhier, il en est au moins un où la lésion était bornée aux faisceaux postérieurs. Or, dans ce cas, la paraplégie portait exclusivement sur le mouvement (2).

M. Brown-Séquard (3) rapporte une observation tout à fait
analogue à la précédente, et qu'il emprunte à un travail de
M. Stanley. Le malade, dans ce cas, pouvait encore, en faisant un grand effort, lever ses pieds de terre, alors qu'il était
assis. La sensibilité était intacte; les colonnes postérieures fu-
rent trouvées altérées dans toute leur longueur; les racines
des nerfs étaient normales.

Les faits pathologiques et expérimentaux tendent donc, d'un
commun accord, à démontrer que les faisceaux postérieurs ont
une grande influence sur les mouvements d'ensemble, et en
particulier sur ceux que nécessitent la marche et la station.
C'est là du reste une opinion conforme à celle des physiolo-
gistes modernes, parmi lesquels il nous suffira de citer
MM. L. Türk (4) et Brown-Séquard. « Dans les cas d'altéra-
» tion occupant une grande longueur des colonnes postérieu-
» res, dit en particulier M. Brown-Séquard (5), il y a une
» notable diminution de la faculté de se tenir debout et de mar-
» cher, et, lorsque l'affection a duré longtemps, cette faculté
» peut être tout à fait perdue. »

L'influence des lésions des cordons postérieurs de la moelle

---

(1) Voy. Philipeaux et Vulpian : *Résultats de deux sections des cordons postérieurs de la moelle faites sur des chiens, et séparées l'une de l'autre par un intervalle de 3 à 10 centimètres* (Comptes rendus de la Société de biologie, 1855, p. 93).

(2) Cruveilhier, *Anatomie pathologique*, 32e livraison, p. 23 ; — mémoire de Bourdon (*Archives générales de médecine*, avril 1862, p. 309).

(3) *Loc. cit.*, p. 68. — E. Stanley, in *Medico-Chirurgical Transactions*, 1840,
vol. XXIII, p. 80-83.

(4) *Loc. cit.*

(5) *Loc. cit.*

sur la marche et sur la station peut d'ailleurs dépendre, soit de l'altération des fibres nerveuses propres à ces cordons, soit de l'altération des fibres radiculaires postérieures qui y pénètrent et en font partie pendant un certain trajet ; elle peut dépendre enfin de ces deux causes réunies.

Par suite surtout de la complexité même de la structure des faisceaux postérieurs, la physiologie n'a pas encore pu démêler avec quelque netteté les fonctions des fibres propres de ces faisceaux ; aussi doit-on bien se garder d'aventurer une hypothèse tant soit peu précise sur le mode d'action de ces fibres dans le mécanisme de la marche et de la station. Il faut se contenter, pour le moment, de chercher si les faisceaux postérieurs ont, sur ce mécanisme, une influence indépendante de la présence des fibres des racines postérieures qu'ils contiennent. Or, c'est là justement ce que démontrent les faits physiologiques que nous avons mentionnés plus haut, et ce que prouve aussi le cas pathologique de Cruveilhier. Dans ce cas, il est dit que les faisceaux postérieurs (1) altérés étaient traversés par des filaments blancs, faisant suite aux filets des racines postérieures ; et cette altération isolée des fibres propres des faisceaux postérieurs avait déterminé une paraplégie du mouvement seul. D'autre part, chez les animaux dont il a été question plus haut, et chez lesquels les faisceaux médullaires postérieurs avaient été coupés en deux points assez distants l'un de l'autre, il n'y avait évidemment qu'un bien petit nombre de filaments des racines qui fussent interrompus (2) ; cependant la sensibilité des membres postérieurs était intacte ou exagérée, et la motilité était au contraire extrêmement affaiblie. Il est donc évident, et c'est là le point qu'il importait surtout d'établir, que les faisceaux postérieurs de la moelle ont sur le mouvement une influence propre, indépendante. Quant au mécanisme de cette influence, c'est là une question fort intéressante sans doute, mais qu'il serait presque oiseux d'aborder

---

(1) L'observation indique comme siége de l'altération les cordons médians postérieurs ; mais , comme l'auteur ajoute que ces cordons étaient traversés par les filets des racines postérieures, il nous semble qu'il s'agissait en réalité des faisceaux postérieurs.

(2) On sait que les fibres des racines postérieures qui pénètrent dans les faisceaux postérieurs et y cheminent pendant un certain trajet ascendant ou descendant ne tardent pas à quitter ces faisceaux pour se porter vers la substance grise, de telle sorte qu'une interruption transversale des faisceaux postérieurs à la région dorsale ne coupe, en somme, qu'un très petit nombre de fibres radiculaires appartenant aux racines les plus voisines de la section, et n'a, en conséquence, aucune action directe sur la sensibilité des membres inférieurs ou postérieurs.

normale. Il n'en est rien, cependant, et c'est là un fait fort intéressant assurément au point de vue physiologique ; la sensibilité existe, — à un état inférieur, il est vrai, — dans tous les points de l'enveloppe tégumentaire, et ainsi se dévoile, dans des proportions exagérées et bien plus frappantes par conséquent, cette irradiation de l'action nerveuse que l'on est obligé d'admettre en physiologie générale, même pour l'état sain.

Nous avons noté que la sensibilité de douleur et la sensibilité de température étaient conservées, exagérées même. Ces modes de la sensibilité tactile peuvent-ils donc être conservés, voire même exagérés, alors que le toucher proprement dit a subi un affaiblissement considérable? Rien de plus certain que l'existence de ce phénomène en quelque sorte paradoxal, qui peut d'ailleurs être reproduit expérimentalement. Lorsque l'on comprime les nerfs principaux d'un membre, le nerf sciatique, par exemple, il est une période de l'expérience où l'on ne sent plus que d'une façon vague le contact des corps ; si, dans ce moment, on vient à piquer ou pincer la peau, on détermine une douleur cuisante extrêmement violente, incomparablement plus intense que ne sont les douleurs dans l'état normal ; le contact d'un corps froid suscite aussi une sensation douloureuse très vive (1). Ce n'est pas, sans doute, forcer trop les analogies que d'admettre un mécanisme analogue pour expliquer l'hyperalgésie, qui est la suite ordinaire des lésions expérimentales des cordons postérieurs de la moelle (2), et aussi celle que l'on peut observer sous l'influence des altérations morbides plus ou moins étendues de ces cordons. Qu'il y ait, en même temps que l'hyperalgésie par perversion de la sensibilité, une exagération des mouvements réflexes des membres inférieurs, et l'on aura, réunies ainsi, les conditions nécessaires pour donner le spectacle trompeur d'une hyperesthésie des plus expressives.

La sensibilité musculaire nous a paru intacte en ce sens du moins qu'il y avait des douleurs dans les muscles lorsque ceux-ci étaient pris de soubresauts involontaires. Mais c'est là sans contredit une preuve bien insuffisante. Comme le fait remarquer avec beaucoup de justesse M. le docteur Jaccoud (3, de même que la sensibilité cutanée offre des modes très distincts qui peuvent être atteints isolément dans certains états mor-

(1) *Expériences sur la compression des nerfs,* communication inédite à la Société de biologie, par MM. Bastien et Vulpian.

(2) Vulpian, *Des effets croisés de la moelle épinière (Gazette hebdomadaire,* 1858, p. 824).

(3) *Loc. cit.,* p. 116.

bides, de même on doit admettre aussi que la sensibilité musculaire a des facteurs divers qui n'opposent pas une résistance
uniforme à une lésion déterminée ; que l'un de ces facteurs
par conséquent pourra rester plus ou moins intact alors que les
autres seront supprimés. Rien ne démontre donc que chez
notre malade la sensibilité musculaire soit demeurée normale .
et nous sommes porté à croire, au contraire, qu'elle était
assez profondément altérée.

B. — Les troubles de la motilité ont présenté, chez notre
malade, tous les caractères fondamentaux de l'ataxie locomotrice, à savoir : une force encore très grande des mouvements
des muscles, des membres inférieurs, en même temps qu'une
impossibilité à peu près complète de coordonner ces mouvements pour les grands résultats d'ensemble, tels que la station
et la marche. Le degré d'énergie des mouvements musculaires des divers segments des membres inférieurs, n'a malheu-
reusement pas pu être apprécié rigoureusement ; mais, quelque
élevé qu'il fût, il nous semble qu'il se tenait un peu au-dessous
du niveau normal. Il faut tenir compte, en effet, pour apprécier
cette énergie, non-seulement de l'intensité des mouvements
brusques, mais encore de la tenue plus ou moins longue des
contractions ; or, sous ce dernier rapport, il est certain que la
puissance musculaire était de beaucoup inférieure à la moyenne.
Quant à la désharmonie, à l'incoordination des mouvements
d'ensemble, il n'est guère possible de les voir à un degré plus
prononcé que chez notre malade.

Les lésions trouvées lors de l'autopsie rendent-elles compte
de ces troubles et de cet affaiblissement de la motilité? Il y
avait, nous l'avons vu, altération des faisceaux postérieurs de
la moelle et des racines postérieures des nerfs spinaux. Quelle
est la part qui doit être attribuée à l'atrophie des faisceaux
postérieurs? Quelle est celle qui incombe à la dégénérescence
des racines postérieures?

Lorsqu'on lèse les faisceaux postérieurs de la moelle épinière
à la région dorsale chez un chien, ce n'est pas la sensibilité des
membres postérieurs qui subit les modifications les plus sail-
lantes, car, comme nous l'avons rappelé, elle n'est point abolie
et elle semble même augmentée. Le mouvement, au contraire,
présente des modifications très remarquables. Si l'on fait une
simple section transversale de ces faisceaux, on n'observe que
des effets peu marqués; mais, si l'on pratique sur la région
dorsale deux sections transversales, à une distance de quelques
centimètres l'une de l'autre, il y a sur-le-champ une diminu-

suffisamment compte (1), pour nous occuper exclusivement des phénomènes morbides relatifs à la sensibilité et à la motilité : ce sont là, en effet, surtout les points en litige.

A. — Les troubles de la sensibilité consistaient surtout, comme on l'a vu, en une diminution de la sensibilité tactile, avec exagération apparente des sensibilités de douleur et de température. La sensibilité musculaire n'était pas éteinte, puisque les soubresauts et les autres mouvements involontaires des membres inférieurs étaient accompagnés de sensations de crampes. Enfin les sensations complexes d'où résultent les notions de position ont paru encore assez nettes lors des recherches d'ailleurs incomplètes qu'on a faites dans cette direction.

La diminution de la sensibilité se conçoit sans peine lorsque les faisceaux postérieurs sont altérés dans une très grande partie de leur étendue verticale, et, d'autre part, cette diminution est un résultat tout à fait nécessaire de l'atrophie des racines postérieures. Une section transversale, une destruction limitée des faisceaux postérieurs diffèrent singulièrement, sous le rapport des conséquences, d'une détérioration de ces faisceaux dans une grande longueur. Dans le premier cas, la sensibilité des régions du corps en rapport par leurs nerfs sensitifs avec la portion de la moelle située au-dessous de la lésion, non-seulement ne s'affaiblit pas, mais encore, ainsi que M. Brown-Séquard l'a prouvé surabondamment, elle s'exagère ; dans le second cas, si la lésion envahit les faisceaux postérieurs jusqu'à leur extrémité inférieure, en y détruisant absolument tous les tubes nerveux, la sensibilité doit forcément devenir obtuse, puisqu'une certaine partie des tubes des racines postérieures passent par ces faisceaux (2).

Mais si, comme l'admettent un grand nombre d'anatomistes, les fibres des racines postérieures ne passent pas toutes par les

---

(1) Il faut noter comme un fait remarquable l'intégrité des rétines, coïncidant avec une atrophie totale des nerfs optiques.

(2) Une destruction complète des cordons postérieurs dans un espace limité, embrassant à peu près une étendue d'une à deux vertèbres, ne peut se reconnaître, chez l'homme, par aucun symptôme. La sensibilité, en particulier, ne paraît en aucun point ni diminuée ni exagérée. Si l'altération des cordons occupe une hauteur répondant à dix ou douze vertèbres, cas dans lequel les tubes nerveux provenant des racines qui traversent les cordons sont en même temps détruits, il en résulte des anesthésies étendues, et les muscles correspondants ne répondent plus qu'incomplétement à la volonté. (L. Turk, cité par Ludwig, *Physiologie des Menschen*, 1858, t. I, p. 166.) — Les travaux de M. Brown-Séquard sont, sur un point, en opposition avec ce que dit M. L. Türk, car ils prouvent qu'il y a au moins souvent une exagération de la sensibilité lorsque les cordons postérieurs sont intéressés dans un espace limité.

faisceaux postérieurs, s'il en est qui pénètrent dans les profondeurs de la moelle épinière, après avoir fait partie, pendant un certain trajet, des cordons latéraux, on comprendra comment une altération, même absolument complète, des tubes nerveux des faisceaux postérieurs, ne peut pas, à condition qu'elle siége exclusivement dans ces faisceaux, abolir entièrement la sensibilité.

Une altération complète des racines postérieures, au contraire, anéantirait nécessairement la sensibilité, et l'on peut, par conséquent, s'étonner que dans le cas rapporté par M. Bourdon les racines postérieures de la région lombaire (probablement du renflement dorso-lombaire) aient été trouvées entièrement atrophiées, alors que pendant la vie on avait constaté que « la » sensibilité tactile et la sensibilité à la douleur étaient parfai- » tement conservées aux membres inférieurs, à la plante des » pieds même (1). » On n'est pas moins surpris en voyant, dans le cas de M. Gulmont, l'intégrité de la sensibilité cutanée et musculaire coïncider avec une lésion profonde des nerfs de la queue de cheval, dont presque tous les tubes nerveux étaient affaissés et granuleux. En présence d'une si flagrante contradiction entre les données de la clinique et les résultats les plus certains de la physiologie expérimentale, on ne peut s'empêcher de songer aux chances d'erreur nombreuses que rencontre l'observateur même le plus attentif, soit dans l'appréciation de l'état de la sensibilité, soit dans les investigations anatomiques quelque peu minutieuses.

Dans notre cas, la diminution de la sensibilité était manifeste ; mais nous devons avouer que, rencontrant à l'autopsie une altération si profonde des racines postérieures, surtout à la région dorsale, nous avons regretté de n'avoir pas recherché avec plus de soin l'état de la sensibilité sur le tronc ; il nous paraît impossible qu'il n'y eût pas une anesthésie très prononcée de la peau et des muscles de cette partie du corps. Quant à l'anesthésie incomplète des membres inférieurs, elle s'explique par l'atrophie partielle des racines postérieures dorso-lombaires. Nous devons toutefois, à ce propos, faire la remarque suivante : il semblerait que, dans le cas où un grand nombre des tubes des racines postérieures ont disparu, certains points de la peau devraient avoir perdu leur sensibilité, et il paraîtrait naturel de trouver de petites places anes-thésiées en plus ou moins grand nombre, disséminées au milieu de petits départements ayant conservé leur sensibilité

____

(1) *Archives générales de médecine*, novembre 1861, p. 517.

sérieusement, puisque nous manquons absolument des éléments nécessaires à sa solution [1].

Un affaiblissement plus ou moins considérable de la motilité, l'impossibilité de la station et de la locomotion, tels sont, en définitive, les résultats que l'on peut imputer à une atrophie très étendue et profonde des fibres intrinsèques des cordons postérieurs. Si l'atrophie est très incomplète, peut-être la faiblesse des mouvements ne sera-t-elle plus appréciable et tout se réduira-t-il à des troubles de la marche. Mais de nouveaux faits permettront seuls de savoir à quoi l'on doit s'en tenir sur ce point.

Si la lésion intéresse les fibres des racines postérieures en même temps que celles des faisceaux postérieurs, alors, ainsi que nous l'avons dit, se montrera tout naturellement une perturbation de la sensibilité, et suivant l'étendue de la lésion, suivant le degré qu'elle aura atteint, on observera différentes formes d'anesthésie. Mais la lésion des racines postérieures n'a pas pour seul effet de déterminer des troubles de la sensibilité, elle participe certainement aussi, et par l'intermédiaire même de ces troubles, à la production des phénomènes morbides de la motilité. L'obnubilation de la sensibilité tactile et de la sensibilité musculaire, la diminution de l'excitabilité réflexe, l'affaiblissement de cette sorte de rayonnement impressif qui se fait incessamment de tous les points du corps vers le centre nerveux, rayonnement d'où dérivent en particulier les notions de position, tous ces désordres amènent l'indécision des efforts, l'incertitude des directions, et cela d'autant plus sûrement qu'il s'agit de mouvements plus complexes. Que la vue soit en outre perdue complétement, comme cela avait lieu dans notre cas, ou qu'on vienne à faire fermer les yeux au malade, les mouvements n'étant plus guidés par les indications supplémentaires que fournit ce sens, deviendront bien plus incertains encore, et la station pourra être définitivement impossible.

---

(1) M. Brown-Séquard (*loc. cit.*, p. 55) pense que « cette influence provient de ce » que les colonnes postérieures sont les principaux conducteurs des excitations qui » produisent les mouvements réflexes, de telle sorte qu'il y a une grande diminution » de ces mouvements lorsque ces colonnes sont altérées, et, comme ces mouvements » sont indispensables dans les actes de la marche et de la station, il est tout naturel » que ces actes deviennent difficiles lorsque les colonnes postérieures sont altérées. »

Cette explication, en ce qui concerne les fibres propres des faisceaux postérieurs, n'a pas de fondement sérieux ; elle doit être, au contraire, prise en considération s'il s'agit des fibres radiculaires contenues dans ces faisceaux.

Si l'on voulait émettre une hypothèse adaptée exactement aux faits jusqu'ici connus, il faudrait considérer les cordons postérieurs comme chargés, au moins en partie, d'associer en actions d'ensemble les actions particulières des divers points de la moelle.

Cela étant, les altérations des racines postérieures devraient déjà, par elles-mêmes, déterminer des modifications considérables de la motilité. Combinés à ceux des altérations des faisceaux postérieurs, leurs effets pourront, ce nous semble, suffire à expliquer les troubles du mouvement observés chez les sujets atteints d'ataxie locomotrice progressive, sans qu'il soit nécessaire de faire intervenir pour les besoins de la cause, une faculté nouvelle et tout à fait hypothétique (1).

III

Si, dans les cas analogues à celui qui fait l'objet de ce travail, on observe à un haut degré d'intensité le trouble de la motilité volontaire, désigné par M. Duchenne sous le nom d'ataxie locomotrice, on ne doit pas oublier cependant que l'on peut rencontrer ce phénomène dans d'autres états morbides. Nous n'insisterons pas sur ce point de vue, qui a déjà été signalé avec les développements nécessaires par MM. Wunderlich (2), Teissier (3), Jaccoud (4) et quelques autres. Nous nous bornerons donc à consigner ici une remarque, c'est qu'il est nécessaire de ne pas ranger sous une même dénomination tous les dérèglements du mouvement volontaire ; une étude plus précise des désordres de la locomotion dans les diverses conditions pathologiques où ils peuvent se manifester, conduira sans aucun doute à reconnaître quelques types bien distincts et à spécifier leur véritable valeur sémiotique.

Mais en prenant même comme point de départ la notion un peu confuse jusqu'ici de l'ataxie locomotrice, on peut se demander, comme l'ont fait surtout MM. Teissier, Jaccoud, Dujardin-Beaumetz, si M. Duchenne (de Boulogne) était en droit

(1) Comme nous n'avons pas l'intention de tracer ici une histoire complète de l'ataxie locomotrice progressive, nous laissons de côté la discussion que l'on pourrait établir au sujet du débat qui s'est élevé entre MM. Duchenne et Landry relativement aux vues émises par le premier de ces médecins sur la faculté qu'il appelle *conscience musculaire*, ou plus récemment *aptitude motrice indépendante de la vue*, faculté que M. le docteur Bourdon propose de désigner sous le nom d'*instinct locomoteur*. Toutes ces dénominations ont, suivant nous, le tort grave d'élever au rang de force simple et primordiale le résultat complexe auquel concourent sans aucun doute, entre autres facteurs, plusieurs des modes de la sensibilité musculaire.

Quant à ce qui concerne l'étude très intéressante que M. Duchenne a faite des éléments de la coordination musculaire, à savoir de l'*harmonie des antagonistes* et des *associations musculaires instinctives ou volontaires*, nous ne pouvons que renvoyer au mémoire de cet auteur (*Archives générales de médecine*, janvier 1859, p. 38).

(2) *Archiv der Heilkunde*, 1861, p. 194.

(3) *Loc. cit.*

(4) *Loc. cit.*

Nous avons eu récemment l'occasion de soumettre à la médication préconisée par M. Wunderlich deux femmes atteintes d'ataxie locomotrice progressive bien caractérisée. Arrivées à une période très avancée de la maladie, envoyées à l'hospice de la Salpêtrière comme incurables, ces femmes, sous l'influence du nitrate d'argent (2 pilules de 0^{gr}.01 chaque jour), présentent, au bout de trois semaines de traitement, un amendement très heureux de tous les symptômes: la sensibilité de la peau et celle des muscles, qui étaient plus ou moins intéressées dans tous leurs modes, sont devenues plus nettes; les douleurs ont disparu, les notions de position ont repris une certaine précision, et coïncidemment l'ataxie des mouvements a quelque peu diminué. Chez l'une de ces malades, la vision était complétement abolie, et elle est restée telle; mais l'autre malade, chez laquelle existe une amaurose presque complète, et qui offre, de même que la précédente, une atrophie des papilles optiques, constatée à l'aide de l'ophthalmoscope, commence à reconnaître si la lumière du soleil est éclatante ou au contraire voilée par les nuages; elle entrevoit l'ombre des personnes qui l'entourent ou celle de ses propres doigts, et cette amélioration de sa vue l'étonne elle-même.

On s'explique, à la rigueur, assez aisément que l'ataxie locomotrice puisse s'arrêter et guérir lorsqu'elle est récente, et lorsque les altérations de la moelle ne consistent encore qu'en des changements plus ou moins délicats subis par ses éléments. Mais quand la maladie est d'ancienne date, quand il y a eu atrophie des tubes nerveux des faisceaux postérieurs de la moelle, des racines spinales postérieures, parfois des nerfs optiques ou

première fois, selle volontaire ; le malade commence à se tenir sur ses jambes, soutenu par un aide, et fait quelques pas, bien que difficilement. Le 24, progrès dans la marche. Le 29, le malade fait quelques pas sans aide (depuis le 15 il prend six pilules par jour)... Le poids du malade augmente rapidement. Le 10, cet homme passe une heure hors de son lit, chancelle encore lorsqu'il ferme les yeux. Le 17, il peut monter les degrés d'un escalier, quoique très difficilement ; la démarche est assez assurée lorsqu'il a les yeux ouverts. A partir de ce moment, il y a un progrès incessant de l'amélioration. On cesse l'administration du nitrate quand le malade a pris 48 grains. Il sort le 28 août en très bon état.

Nous ne ferons que mentionner le titre des autres observations :

Obs. I. — Homme de trente-deux ans. Début lent après un refroidissement. Amélioration par le nitrate d'argent, puis réapparition.

Obs. II. — Début à la suite de suppression de la sueur des pieds. Progression rapide de la paralysie ; amélioration remarquable après 24 grains, puis état stationnaire.

Obs. III. — Homme fort, vingt-sept ans. Début lent à la suite de disparition de la sueur des pieds. Amendement remarquable après 9 grains de nitrate d'argent.

Obs. IV. — Homme sain, trente-cinq ans. Pollutions ; début après refroidissement. Rapide augmentation de la paralysie spinale ; amélioration notable par le nitrate d'argent. Encore en traitement.

encore même des nerfs moteurs de l'œil, on comprend difficilement que de pareilles lésions puissent se modifier suffisamment
pour permettre la récupération des fonctions perdues. Il nous
semble que les résultats de l'examen nécroscopique consigné
dans notre observation pourraient jeter sur ce point une certaine
lumière. Les faisceaux postérieurs et les racines postérieures
des nerfs contenaient des tubes nerveux régénérés; la régénération des tubes nerveux est donc possible dans les cas de ce
genre : si l'on suppose que la maladie, soit spontanément, soit
sous l'influence d'une médication efficace, s'épuise, pour ainsi
dire, et cesse ses progrès, il est permis de penser qu'il pourra
s'établir dans les parties atrophiées du système nerveux une
restauration plus ou moins active qui permettra un retour plus
ou moins prompt des fonctions disparues.

Paris. — Imprimerie de L. MARTINET, rue Mignon, 2.

Les mouvements sont modifiés dès le début de la maladie, et la modification augmente progressivement (1).

La diminution de la force musculaire se manifeste aussi dans les organes munis de sphincters.

Outre ces modifications de la sensibilité et du mouvement, modifications consistant en un affaiblissement de ces fonctions, M. Romberg signale l'existence fréquente de sensations douloureuses chez les malades atteints de *tabes dorsalis* (2).

L'affection s'aggravant de plus en plus, tous les troubles du mouvement et de la sensibilité deviennent plus prononcés (3). Les organes de la vision se prennent aussi (4). La maladie envahit les membres supérieurs : à cette époque, il y a en général extinction complète de la puissance virile. L'intelligence demeure intacte jusqu'à la fin. Dans les derniers temps, les muscles deviennent flasques et s'atrophient. « Le malade ne peut plus » se lever ; *cependant il conserve le pouvoir, le tronc étant appuyé,* » *d'exécuter avec les jambes des mouvements volontaires.* »

La maladie peut durer longtemps, quinze ans par exemple. La phthisie pulmonaire, qui est une complication fréquente, peut hâter la terminaison fatale.

Les recherches nécroscopiques dévoilent *une atrophie partielle de la moelle, atrophie portant quelquefois exclusivement sur les faisceaux postérieurs et sur les racines postérieures.*

Les causes sont très obscures : le sexe masculin constitue

» l'incertitude de la station et de la marche s'exagère également. Il y a dix ans déjà
» que j'ai porté mon attention sur ce caractère pathognomonique... »

M. Romberg parle encore de l'influence de la vue dans un autre passage (p. 262).

(1) « Le premier phénomène du *tabes dorsalis* est une diminution de la force motrice, quelquefois plus marquée dans un membre que dans l'autre... Le malade est
» incapable de soutenir longtemps un mouvement ou une attitude... Il y a de l'incerti-
» tude dans la marche... Les mouvements ordonnés sont plus difficiles et moins ap-
» propriés au but que les mouvements entièrement spontanés... Il y a une grande diffi-
» culté pour changer brusquement de direction pendant la marche... La station et la
» locomotion sont plus pénibles et plus incertaines après un long repos. »

(2) « Il y a habituellement un sentiment de constriction abdominale... Quelquefois
» il y a des douleurs de pression dans les régions anale ou vésicale. Certains sujets ont
» des coliques, des douleurs gastriques ; *la plupart ont des douleurs qui parcourent*
» *les membres tout à coup comme des éclairs;* ils éprouvent des sensations de pico-
» tement, de brûlure, de froid dans la peau, non-seulement des membres inférieurs,
» mais encore des supérieurs... »

(3) « La vacillation, les yeux étant fermés, se manifeste même dans la situation
» assise... Dans la position horizontale, le malade n'a plus conscience de la situation
» de ses membres ; il ne sait plus si la jambe droite est placée sur la gauche, ou si
» c'est l'inverse. »

(4) « Le sort de ces malheureux est d'autant plus à plaindre que l'amblyopie vient
» se joindre aux autres symptômes. Dans des cas plus rares, celle-ci se montre dès le
» début... Il peut y avoir rétrécissement des deux pupilles ou d'une seule... Dans un
» cas il y avait un strabisme interne. »

une prédisposition ; le rhumatisme est souvent signalé parmi les antécédents.

On voit qu'il manque peu de chose à cette intéressante description pour être complète (1) ; or, elle remonte au moins à l'année 1851 ; il y a là un point d'historique un peu trop négligé jusqu'ici et qu'il nous a paru équitable de mettre en lumière.

IV

Dans la grande majorité des cas d'ataxie locomotrice progressive, la thérapeutique est restée tout à fait impuissante à enrayer les progrès du mal, et, dans les cas les plus heureux, on paraît n'avoir jamais obtenu qu'un amendement peu marqué et en général passager. Les moyens indiqués par M. Romberg, à savoir : une hygiène convenable, l'emploi des affusions froides sur le dos, l'application de substances narcotiques sur les parties douloureuses, sont ceux qui ont, jusqu'à présent, le mieux réussi (2).

Dans ces derniers temps, M. le professeur Wunderlich (3) a été conduit à essayer, dans l'affection qui nous occupe, l'emploi du nitrate d'argent à l'intérieur ; les résultats qu'il a obtenus par cette méthode, bien qu'ils ne reposent encore que sur un petit nombre de faits, sont tels cependant qu'ils méritent d'attirer l'attention des cliniciens. Parmi les observations rapportées par M. Wunderlich, il en est une surtout où l'action favorable de la médication paraît avoir été décisive ; et cependant la maladie, dans ce cas, en était déjà arrivée à une période avancée de son développement (4).

(1) Sous le nom de *paralysie spinale progressive*, M. Wunderlich (*Handbuch der Pathologie und Therapie*, Band III, Auflag 2, Stuttgard, 1854, p. 52 et suiv.) a aussi décrit, mais d'une façon un peu moins nette que M. Romberg, l'affection que nous appelons en France du nom d'*ataxie locomotrice progressive*. Il indique, d'ailleurs, avec une remarquable précision plusieurs des symptômes de la maladie, et entre autres le trouble particulier et caractéristique de la motilité : « Il est très » singulier, dit-il, de voir des malades qui, depuis longtemps déjà, sont inca- » pables de faire un pas d'une manière assurée pouvoir encore frapper du pied le sol » avec une grande force et, lorsqu'ils sont couchés, exécuter tous les mouvements » sans difficulté. »

(2) Teissier, *Mémoire cité*, p. 57 et suiv.

(3) *Archiv der Heilkunde*, 1861, p. 207.

(4) Voici le résumé de cette observation : Homme de cinquante-cinq ans, début brusque à la suite de fatigue et après avoir été mouillé. Maladie datant de trois mois ; sensibilité obtuse aux membres inférieurs. Le malade peut, au lit, remuer ses jambes, mais il ne peut se tenir debout.

Le 22 mai, pilules d'un sixième de grain de nitrate d'argent, trois par jour. Le 31 mai, il y a un mieux très sensible, la sensibilité est plus nette et le mouvement des membres inférieurs plus libre. Le 4 juin, cinq pilules chaque jour. Le 9, pour la

de considérer l'ensemble des phénomènes qu'il a décrits comme caractérisant une affection particulière, l'ataxie locomotrice progressive. Nous avouons que les arguments opposés à M. Duchenne ne nous paraissent pas décisifs. Nous voyons une catégorie de malades chez lesquels se montrent des symptômes semblables dans un ordre presque constant, chez lesquels l'autopsie révèle des lésions occupant toujours des régions déterminées du système nerveux, et nous ne pouvons pas nous empêcher de croire qu'il y a là les caractères d'une espèce morbide originale. Que quelques-unes des manifestations symptomatiques de l'ataxie locomotrice progressive se fassent jour au milieu d'autres processus morbides, qu'importe, s'il y a certaines de ces manifestations qui échappent à ces immixtions, et surtout si le déroulement du tableau n'est pas le même! Que même parfois on constate la conformité la plus exacte entre l'ataxie locomotrice et les symptômes observés au début ou dans le cours d'une autre maladie, rien n'empêche d'admettre qu'il y ait là coïncidence d'affections différentes, associées d'ailleurs peut-être par quelque lien qui demeure inconnu. Enfin, il n'est pas suffisant, pour infirmer l'appui que donnent aux idées de M. Duchenne (de Boulogne) les résultats de l'anatomie pathologique, de rappeler que les lésions des faisceaux postérieurs et des racines postérieures ne sont pas primitives, qu'elles sont des effets secondaires. En effet, il nous paraît incontestable que la présence constante de ces lésions à lente évolution dans les mêmes parties du système nerveux, dans un des départements physiologiques de ce système, prouve que ces parties ont été depuis longtemps intéressées; et il n'est même guère permis de se refuser à croire qu'elles ont été atteintes dès le début des phénomènes d'ataxie locomotrice, quand on voit l'atrophie progressive des racines et des faisceaux postérieurs ne pas changer au fond le caractère des symptômes, et ne faire, pour ainsi dire, que les exagérer (1).

Nous croyons donc que M. Duchenne (de Boulogne), après avoir fait preuve d'un grand talent d'analyse dans son étude de l'ataxie locomotrice, a judicieusement agi en séparant du groupe des paralysies proprement dites les cas qui ont servi de

---

(1) L'objection qui a été tirée de la ressemblance entre les lésions de la spedalskhed et celles de l'atrophie musculaire progressive n'a pas toute la valeur qui lui a été attribuée. En effet, il n'y a pas, bien loin de là, une parité complète entre les altérations trouvées par MM. Danielssen et Boeck, Kierulf, Hebra, Löberg, chez les individus atteints de spedalskhed et celles qui ont été rencontrées dans les cas d'atrophie musculaire progressive. La différence est surtout saillante si l'on considère le mode de distribution des lésions.

base à son travail et en les réunissant sous une dénomination spéciale. Mais ce serait bien à tort, suivant nous, qu'on voudrait faire reposer sur lui seul tout le mérite d'avoir saisi cette distinction ; c'est bien lui assurément qui en a fait ressortir toute la légitimité, et c'est à lui qu'on doit d'avoir vivement attiré l'attention sur une question d'une grande importance clinique ; mais il est juste de reconnaître que le tableau, si remarquable d'ailleurs, qu'il a tracé de l'ataxie locomotrice progressive, se trouvait déjà pour le moins à l'état d'esquisse, dans un chapitre consacré par M. *Romberg* à l'étude du *Tabes dorsalis* (1).

La dénomination de *tabes dorsalis*, dans la langue des anciens médecins, désignait d'une façon confuse (2) des affections diverses ayant pour caractère commun la diminution plus ou moins complète de la motilité volontaire, et, à la fin du dernier siècle, on l'appliquait surtout aux paralysies diverses que l'on faisait dépendre de l'abus des plaisirs vénériens, de l'onanisme et des pertes séminales. Cette dénomination paraissait être tombée en désuétude, lorsque M. Romberg l'a fait revivre en cherchant à lui donner une signification précise. Or, une brève analyse du travail de M. Romberg suffira pour établir que le *tabes dorsalis*, tel que l'a décrit cet auteur, se rapporte, pour tous les points importants, à l'ataxie locomotrice progressive de M. Duchenne (de Boulogne) :

« De bonne heure, dit M. Romberg, la sensibilité tactile et
» la sensibilité musculaire deviennent obtuses, tandis que la
» sensibilité de la peau pour la température et les impres-
» sions douloureuses n'est pas diminuée. Dans la station,
» dans la marche, dans le décubitus, les pieds sont engourdis
» et sont le siége d'une sensation de coton ; on ne sent plus
» bien la résistance du sol, il semble que la plante du pied
» repose sur du sable humide, sur une vessie pleine d'eau ;
» le cavalier ne perçoit plus nettement le contact de ses
» étriers... »

Lorsque la sensibilité est ainsi altérée, le secours de la vue devient nécessaire pour l'exécution des mouvements (3).

---

(1) Romberg, *Lehrbuch der Nervenkrankheiten*, Bd. II, Berlin, 1851, Abtheil. 2, p. 184 et suiv.

Dans les travaux récents qui ont été publiés sur l'ataxie locomotrice progressive, on s'est contenté de citer une observation consignée par M. Romberg dans son article sur le *tabes dorsalis*.

(2) Sauvages, *Nosologia methodica*, cl. X, ordo I, 1. *Tabes dorsalis*, Lomnii, Observ. L, 2.

(3) « Il faut que le malade voie ses mouvements pour qu'ils ne deviennent pas en-
» core plus incertains. Si on lui dit de se tenir debout et en même temps de fermer les
» yeux, aussitôt il commence à osciller et à chanceler ; quand il est dans l'obscurité,

www.ingramcontent.com/pod-product-compliance
Ingram Content Group UK Ltd.
Pitfield, Milton Keynes, MK11 3LW, UK
UKHW031726170726
13836UKWH00001B/463